OPINION

DE LA PRESSE SCIENTIFIQUE

SUR

L'Art dentaire
en Médecine légale

par le Docteur Oscar Amoëdo

Ouvrage couronné par la Société Odontologique de France

(PREMIER PRIX)

et traduit en allemand.

Publié par MM. Masson et Cie, Éditeurs

120, Boulevard Saint-Germain.

PARIS

Oesterreichisch-Ungarische Vierteljahrsschrift für Zahnheilkunde. *Vienne, janvier 1899.*

L'ART DENTAIRE EN MÉDECINE LÉGALE, par le docteur Oscar AMOEDO, professeur à l'École odontotechnique de Paris. 1 vol. grand in-8° 12 fr. MASSON et Cie, éditeurs, 120 boulevard Saint-Germain.

« La terrible catastrophe de l'incendie du Bazar de la Charité, survenue il y a deux ans à Paris, et les nombreux services que rendirent alors les dentistes dans l'Identification des malheureuses victimes si mutilées qu'elles étaient, pour la plupart, méconnaissables, firent mûrir chez l'auteur la décision, qui germait depuis longtemps dans son esprit, de faire une étude approfondie de l'Art dentaire en médecine légale. »

« M. le Dr Amoëdo accomplit cette tâche, dont l'importance est considérable, avec une rapidité surprenante, et il s'est acquis d'autant plus de reconnaissance de la part du monde médical, que jusqu'à présent, malgré de nombreuses observations et les publications diverses semées dans la littérature sur cet important sujet, nulle part n'avait encore paru une œuvre si complète sur l'art dentaire en médecine légale. »

« M. le Dr Amoëdo a réuni à la fin de son ouvrage une importante bibliographie bien ordonnée et qui sera d'une grande utilité pour les médecins ou les dentistes qui dans l'avenir traiteront le même sujet. Je suis obligé toutefois de lui faire remarquer que la publication du travail de Hans Manezka (octobre 1892) — (L'Importance des dents au point de vue de la Médecine légale) — a dû lui échapper complètement. »

« Dans cette belle étude où toutes les questions

sont étudiées si sérieusement et avec tant d'autorité, le travail de notre compatriote avait sa place toute marquée. Ce point mis à part, je dois déclarer que j'ai parcouru avec le plus vif intérêt cette œuvre de plus de 600 pages, et que je me fais un devoir d'en parler plus longuement. »

« Après un chapitre d'une incontestable utilité sur la nomenclature dentaire où se trouvent relatés avec une extrême précision tous les nouveaux termes employés en anatomie dentaire, l'auteur suit la dent dans toute son évolution, depuis l'apparition de sa première ébauche jusqu'à sa disparition chez le vieillard. Nous assistons successivement au développement du follicule dans l'épaisseur des tissus des mâchoires, à sa calcification et au développement des deux dentitions. Dans tout cet exposé, résumé clair et précis des travaux histologiques modernes, M. le Dr Amoëdo ne perd pas de vue la médecine légale. Des tableaux nous indiquent l'état du follicule aux différents âges, et le dépôt successif des parties dures : ivoire, émail, cément. Mettant à profit les découvertes modernes, l'auteur a contrôlé par la radiographie l'exactitude des dates d'apparition des premières parties dures de la dent et de l'éruption de l'organe. »

« La calcification successive des dents se trouve ainsi exposée dans un tableau graphique très clair qui montre aussi les mesures exactes de la grandeur des alvéoles, des dimensions de la dentine et du volume du bulbe aux différents âges, dans les deux dentitions. »

« L'éruption des dents temporaires et des dents permanentes est exposée avec beaucoup de détails, et le tableau en sera d'une très grande importance pour la détermination de l'âge de l'individu. »

« Nous ne saurions trop louer la description anatomique des dents temporaires ou permanentes. M. le Dr Amoëdo a visiblement apporté un soin tout particulier dans cette partie de son travail ; il s'est servi, avec un rare bonheur et une grande clarté d'expression, des termes nou-

veaux qui simplifient et précisent la description. »

« De nombreuses figures très exactes et très
bien dessinées ornent ce précis d'Anatomie qui
se termine par des mensurations des différentes
dents et par un tableau indiquant la distance
des cornes de la pulpe aux surfaces triturantes. »

« La Radiographie apparaît de nouveau ici et
a permis à l'auteur de préciser les mensurations
des dents. Après un exposé rapide et clair des
caractères qui permettent de distinguer les dents
de lait des dents permanentes, le Dr Amoëdo
s'étend avec un soin particulier sur l'articulation
des dents dont l'étude a tant d'importance pour
les spécialistes ; il rappelle les travaux de Bon-
will, et chemin faisant, en indique les applications
médico légales. »

« Mais après leur complète éruption, par suite
de leur emploi, les dents subissent des modifi-
cations particulières, leurs tissus durs s'usent
plus ou moins, et l'auteur a décrit avec soin
cette usure et avec une rare érudition a profité
des travaux les plus récents qu'a suscités cette
intéressante question. »

« Dans les identifications que le médecin légiste
peut être appelé à faire, souvent les dents sont
absentes des mâchoires et les maxillaires doivent
donc fournir les éléments du diagnostic. M. le
Dr Amoëdo a consacré tout un chapitre, illustré
de nombreuses figures, à l'influence de la dentition sur les maxillaires et par conséquent aux
formes de ceux-ci dans les différents âges de la
vie. Quelques documents sur les variations dentaires dans les deux sexes terminent cette première partie de l'ouvrage de notre confrère. »

« La deuxième partie s'occupe des Anomalies
des dents par rapport à leur forme, leur volume,
leur nombre, leur siège, leur direction, leur
éruption, leur structure, leur disposition ; elle
traite aussi en un chapitre spécial, orné de
nombreux tableaux avec mensurations précises,
des différences des crânes, des mâchoires et des
dents dans les races humaines. On trouvera là
un exposé très complet et très clair de tous les
travaux modernes sur ce point d'Anthropologie,

avec les mutilations dentaires chez diverses peuplades sauvages. »

« Les caractères distinctifs des mâchoires et des dents chez les idiots, les prostituées, les criminels et les nains, constituent une étude des plus intéressantes. »

« Viennent ensuite les altérations du système dentaire dans les affections générales et locales, ainsi que le retentissement général des affections dentaires. L'auteur note successivement l'influence du diabète, des maladies infectieuses, de l'arthritisme, de la syphilis, de la tuberculose, du rachitisme, de l'ataxie locomotrice, de la grossesse et de la menstruation, de l'ostéomalacie, du scorbut et des diverses tumeurs des mâchoires, etc. Il consacre un chapitre spécial à la carie. Après un résumé de son étiologie, il en fait l'histoire dans les écoles, la montre due bien souvent au manque de soins hygiéniques, puis la suit dans ses conséquences au point de vue du service militaire. L'érosion dentaire a une assez grande importance pour mériter les développements que lui a donnés M. le Dr Amoëdo, qui l'a traitée au point de vue médico-légal. »

« Les lésions que certaines professions font subir au système dentaire sont étudiées au double point de vue traumatique et chimique. »

« Dans le premier groupe, se placent les usures qu'on observe chez les cordonniers, les verriers, les souffleuses de perles, les clarinettistes ; dans le second, les altérations dues au plomb, au mercure, au phosphore, au cuivre, à l'arsenic, au tabac, et aux acides en général. »

« Les fractures et luxations des dents sont fréquentes et le dentiste peut souvent être appelé à résoudre des questions qui lui sont posées à titre d'expert. M. le Dr Amoëdo a examiné avec soin les différents problèmes qui peuvent se présenter à l'esprit du dentiste dans une semblable expertise : nature de la blessure, sa cause, possibilité de traitement, appréciation du dommage causé. Ses conclusions sages et judicieuses portent l'empreinte d'un esprit sagace et prudent. Les morsures dues, soit à l'homme, soit aux animaux, ont encore été pour lui l'objet d'éclaircissements médico-légaux du plus vif intérêt. Les chapitres suivants sont consacrés à l'usure des dents et aux altérations que subissent ces organes après la mort. Les constatations faites par Hoffmann lors de l'incendie du Ringtheater de Vienne et celles faites à Paris lors de la catastrophe du Bazar de la Charité ont fourni à l'auteur d'intéressants renseignements sur la calcination des dents. »

« Nous arrivons enfin à un chapitre dont la lecture est indispensable à tous les dentistes et qui est intitulé : Jurisprudence dentaire. »

« S'inspirant des sages conseils de son maître, M. le Professeur Brouardel. M. le Dr Amoëdo indique les qualités scientifiques et morales que doit posséder le dentiste expert, sa conduite dans son examen, sa prudence dans ses conclusions. Il le suit dans les diverses questions qu'il peut avoir à résoudre, et il lui indique chaque fois la marche à suivre. Il s'étend avec raison sur les accidents qui accompagnent l'extraction des dents (lésions mécaniques, accidents infectieux, troubles nerveux, hémorrhagie), au point de vue de la responsabilité de l'opérateur. L'emploi des anesthésiques, soit généraux, soit locaux, lui fournit l'occasion de considérations médicolégales semblables. A un autre point de vue, il est bon que le dentiste se mette en garde contre les fautes d'antisepsie qui peuvent, par infections communiquées, donner lieu à des procès entre lui et ses clients. »

« M. le Dr Amoëdo a traité ces différents points avec beaucoup de méthode et avec une clarté et une prudence dignes de tout éloge. »

« Dans le paragraphe qui traite de l'identification des cadavres par le dentiste expert, lorsque tout moyen autre que les dents a disparu, nous avons trouvé avec plaisir un résumé des dispositions légales des différents pays en ce qui concerne l'absence, c'est-à-dire la situation juridique et légale d'une personne non identifiée. »

« La notation dentaire a fourni à l'auteur la matière d'un de ses plus intéressants chapitres. On y trouve les divers schéma dont se servent les dentistes pour inscrire dans leurs livres les opérations qu'ils ont pratiquées sur les dents de leurs clients. M. le D' Amoëdo insiste avec raison sur l'importance d'une tenue de livre parfaite, aussi bien dans l'intérêt du dentiste que dans l'intérêt des clients, car ces travaux prothétiques ou autres deviennent, comme le cas s'est présenté lors de l'incendie du Bazar de la Charité, le seul moyen d'identification. »

« Une série de cinquante cas d'identifications où le dentiste a joué un rôle considérable vient compléter cet ouvrage. Nous y relevons, entre autres pages intéressantes, celles de l'Identification du Prince Impérial, l'affaire de Tisza Eslar et la catastrophe du Bazar de la Charité. Une Bibliographie très complète et un Index alphabétique terminent ce volume dont la lecture nous a vivement intéressé. »

« Cette œuvre écrite avec un louable talent et une grande connaissance des questions, éditée très élégamment, fera certainement son chemin non seulement auprès de ceux que leur vocation mettra en contact plus ou moins important avec la médecine légale, mais sera aussi accueillie favorablement par les dentistes, car elle leur donne l'occasion d'agrandir et d'étendre leurs connaissances. »

« Nous en recommandons vivement la lecture à tous nos confrères. »

Wunschheim.

Wiener Zahnärztliche Monatsschrift.
Vienne, mars 1899. (Pages 157, 158.)

Dans un magnifique volume de 600 pages, le D' Amoëdo traite de l'Art Dentaire, dans tous les détails se rapportant à la Médecine Légale, avec une rare justesse et une étude approfondie du sujet.

. . . .

. . . .

Une bibliographie complète termine ce volume aussi agréable par son contenu que par son apparence extérieure, et dans lequel le médecin-expert trouvera une réponse et un enseignement pour toutes les questions relatives à son Art.

Signé : Professeur HABERDA.

ANGLETERRE

The Dental Record. *Londres, décembre 1898.*
(Pages 582, 583, 584.)

« Il serait difficile de trouver actuellement en France, pour écrire un ouvrage sur l'Art Dentaire et ses relations avec la Médecine Légale, un homme plus capable que le Dr Oscar Amoëdo, auteur du beau volume que nous avons devant nous.

« Ses profondes connaissances en chirurgie et pathologie dentaires, jointes à une longue expérience de la médecine légale; l'exceptionnelle occasion qu'il a eue d'étudier l'identification des cadavres, au moyen de leurs dents, lors de la catastrophe du Bazar de la Charité (Paris, 1897), — ainsi que ses patientes recherches et le grand nombre de matériaux qu'il a pu réunir, — l'ont placé à un rang si élevé, qu'il peut sans crainte parler avec l'indépendance et toute l'assurance d'un maître.

« Nous n'avons que des louanges pour cette récente production de la presse française. Œuvre monumentale, elle passera à la postérité comme une étude classique du sujet spécial qu'elle embrasse. Elle est complète à tous égards, rien n'a été oublié et tout est traité de la façon la plus minutieuse.

. . . .
. . . .

« La partie qui a le plus de prix, la plus originale et la plus utile, est celle où l'auteur s'occupe de l'Art dentaire au point de vue légal.

« Sous le titre de « Jurisprudence Dentaire », il parle, avec beaucoup de clarté et une grande ampleur de vue, du dentiste-expert, des accidents qui peuvent survenir dans les extractions, des anesthésiques employés dans la chirurgie dentaire, des maladies infectieuses parfois transmises par le chirurgien-dentiste, des identifications de cadavres effectuées par l'intermédiaire du chirurgien-dentiste, etc. Chacun de ces points est soigneusement étudié avec une justesse et une vigueur d'argumentation des plus saisissantes.............................

« L'auteur a mené à bien une tâche presque impossible, et ayant voulu « *prendre la lune avec les dents* »... il y a réussi !

« Nous terminons en présentant au Dr Amoëdo nos cordiales félicitations, admirant très sincèrement le si intéressant et instructif traité dont il a doté le monde dentaire, et espérant qu'il sera consciencieusement lu par les chirurgiens-dentistes anglais. toujours prêts à encourager et à bien accueillir leurs éclairés confrères de France. »

Journal of the British Dental Association.
Londres, février 1899.

« Le Dr Amoëdo vient d'enrichir les littératures médicale et dentaire des excellents résultats de ses patientes recherches. Ayant consulté un grand nombre d'auteurs (la liste de leurs noms et ouvrages prend 34 pages), il constate qu'on a beaucoup négligé jusqu'à présent les importants services que peut rendre un dentiste en médecine légale. L'épouvantable catastrophe de l'incendie du Bazar de la Charité, le 4 mai 1897, a fourni des exemples frappants de l'aide précieuse et indispensable qu'assure le dentiste-expert dans l'identification de restes rendus méconnaissables par le feu. »

Quaterly Circular. *Londres, décembre 1898.*
(pages 431, 432, 433, 434.)

« Dans la préface de ce volumineux ouvrage de 608 pages, l'auteur nous dit qu'il avait été depuis longtemps frappé des relations qui existent entre *l'Art dentaire et la Médecine légale*, et que durant le cours de ses études médicales, il avait eu souvent l'occasion de constater l'importance de ces relations. — Puis il ajoute : « Nous nous « sommes livré à des recherches, et la biblio- « graphie qu'on trouvera à la fin de notre tra- « vail indiquera la quantité de documents que « nous avons dû consulter. Mais cette étude « nous a montré combien jusqu'ici la Médecine « légale a négligé d'utiliser les services si pré- « cieux que les dentistes pouvaient lui fournir. « Grâce à une pratique ininterrompue de l'art « dentaire pendant seize années et à l'enseigne- « ment de cet art auquel nous nous sommes « consacré à l'Ecole Odontotechnique de Paris, « nous avons pu acquérir une certaine expé- « rience de ces matières, et nous avions alors « conçu le projet de donner une revue d'ensem- « ble de cette importante question, quand une « catastrophe récente vint nous confirmer dans « la voie que nous avions entreprise. »

Cette catastrophe fut l'incendie, avec ses terribles conséquences, du Bazar de la Charité (mai 1897). Les nombreux et importants services rendus par ses confrères pendant l'identification des malheureuses victimes de ce triste événe- ment ne firent qu'augmenter son désir de pour- suivre cette étude. — Au dernier Congrès Médi- cal International de Moscou, et aussi au Congrès Dentaire de Paris, 1897, il appela l'attention sur des faits en rapport avec cette question.

L'auteur s'est efforcé de donner un résumé des points principaux que la science moderne a étudiés relativement à l'ethnographie dentaire, et aussi les diverses altérations observées chez les criminels, les idiots, et les dégénérés en gé- néral; sujet qu'il estime avoir été tout particu- lièrement négligé par les auteurs. Il donne une longue liste des ouvrages qu'il a consultés, et l'on voit d'un coup d'œil le laborieux et cons- ciencieux travailleur qu'il est.

. . . .

L'ouvrage du Dr Amoëdo est une collection judicieuse, et vraiment unique, des dernières données scientifiques, et bien que l'auteur ne se pose pas en autorité, il possède complètement

les questions qu'il traite, et son œuvre doit ani-
mer les étudiants français à compléter par des
monographies les sujets sur lesquels on leur
fournit un tel ensemble de fécondes indications.

. . . .
. . . .

Le Dr Amoëdo a enrichi la littérature dentaire
d'un livre qui doit être dans la bibliothèque de
tout dentiste sachant lire le français.

ARGENTINE

La Semana Médica. *Buenos-Ayres, 4 mai 1899.*
(Page 156.)

Le professeur Amoëdo qui, avec Hérédia dans
les Lettres et Albarran dans la Chirurgie, complète le groupe intellectuel cubain établi à Paris,
offre au monde médical un grand ouvrage qui
a une importance considérable dans la pratique
judiciaire et montre la richesse des données
scientifiques fournies par l'Odontologie.

Déjà en possession d'observations très intéressantes. et appelé, en qualité d'expert. à agir
d'une façon très active dans l'identification des
cadavres retirés des décombres du Bazar de la
Charité, détruit par un des plus terribles incen-
dies que l'on ait jamais vus à Paris, le Dr
Amoëdo s'est cru obligé d'écrire ce livre — destiné à rendre de grands services à tous ceux qui
devront agir dans des circonstances analogues
à celles de l'auteur — pour divulguer ses observations et remplir un vide vraiment important
dans la Médecine Légale. En effet, tout ce que
l'on a écrit ou commenté dans les œuvres de
médecine, sur les matières traitées par l'auteur,
n'est qu'une infime partie de ce qui est connu.
C'est donc une véritable lacune que vient com-
bler le distingué professeur de l'Ecole Dentaire
de Paris.

Signé : **Dr F. DE VEYGA.**

Anales de la Sociedad Cientifica Argentina. *Buenos-Aires, octobre 1898.* (Pages 248, 249, 250.)

« Le distingué Dr Amoëdo, si connu et estimé à Paris où il exerce depuis plusieurs années, et qui occupe dans cette ville une chaire à l'Ecole Odontotechnique, vient de publier un beau livre : *L'Art dentaire en Médecine légale.* »

« Cet ouvrage est tout ce qu'il y a de plus complet sur la matière, et il peut être considéré comme un traité classique, au point de vue de l'art médico-légal. Une abondante et complète liste bibliographique termine cette œuvre importante du laborieux et compétent stomatologiste hispano-américain à qui nous adressons nos félicitations pour ce nouveau travail scientifique ».

Signé : Dr A. GALLARDO.

BELGIQUE

Académie Royale de Médecine de Belgique. *Séance du 25 février 1899.* (Page 12.)

« Monsieur Borlée dépose, avec une belle analyse, un livre de M. le Dr Oscar Amoëdo, professeur à l'Ecole Odontotechnique de Paris, portant pour titre : *L'Art dentaire en médecine légale.* »

Gazette Médicale Belge. *Liège, 22 juin 1899.* (Page 380.)

« Il résulte des nombreuses observations exposées par le Dr Amoëdo, que l'expert dentiste peut, dans beaucoup de circonstances, remplir un rôle considérable en médecine légale. »

« L'auteur a cédé le droit de traduire en allemand et de publier son ouvrage en cette langue, à un éditeur de Leipzig. »

« Ce traité apporte une contribution importante à la médecine légale. »

Signé : Dr Hipp. BARELLA.

CHILI

Revista Odontologica. *Santiago de Chile, juillet 1899.* (Pages 38, 39, 40, 41, 42, 43.)

L'Art Dentaire en Médecine légale.

« C'est le titre d'un beau volume que le Dr Amoëdo, professeur à l'Ecole Odontotechnique de Paris, a eu l'obligeance de nous envoyer. »

. . . .
. . . .
. . . .
. . . .

« La partie qui traite de la Carie dentaire comporte trois chapitres : I. Les causes ; II. La carie dentaire; III. Exemption du service militaire par suite de la carie. Pour arriver à l'adroite préparation de cette longue partie, le Dr Amoëdo a dû consulter plus de trente travaux, parmi lesquels il y a beaucoup d'ouvrages et des articles parus dans les revues dentaires et médicales du monde entier. »

« Cela nous suffirait pour démontrer en peu de mots l'effort déployé par le Dr Amoëdo dans l'ensemble de son livre. Mais voici un autre chapitre de l'ouvrage : LES DENTS CHEZ les IDIOTS, LES PROSTITUÉES, etc.; pour arriver à ses déductions, l'auteur a encore eu à consulter autant d'ouvrages, et entre les nombreuses citations qu'il fait, nous relevons celles du célèbre criminaliste Lombroso. . . . .

. . . .
. . . .
. . . .

« Nous ne terminerons pas ces lignes sans envoyer nos plus sincères félicitations au Dr Amoëdo au sujet de son livre que nous pouvons qualifier de monumental, et qui lui donne, avec tant de gloire, une renommée universelle d'homme scientifique, le plaçant parmi les notoriétés médicales de l'Europe. »

Signé ; **Dr Galvarino Ponce.**

CUBA

Cronica Médico-Quirùrgica de la Habana.
Décembre 1898. (Pages 363 364.)

« Le Docteur Amoëdo est le plus bel exemple
de ce que peut une volonté indomptable, lorsqu'elle reçoit son impulsion par le travail cons-
tant et l'intelligence bien dressée. »

« Son livre, vraiment remarquable, fait res-
sortir l'importance de l'*Art dentaire en Médecine
légale*, et le besoin de l'étudier dans la forme
qu'il nous le présente. »

« La pratique du Docteur Amoëdo pendant
16 ans, ses leçons à l'Ecole dentaire, et enfin le
rôle qu'il joua comme expert dans la terrible
catastrophe du Bazar de la Charité, l'ont poussé
à écrire le livre objet de ces lignes. »

« Le Docteur Amoëdo fit l'ébauche de son
ouvrage dans les rapports qu'il présenta au
Congrès International de Moscou et au Congrès
Dentaire de Paris, 1897. »

. . . .

« En un mot, c'est un livre très utile qu'il sera
bon de consulter dans les cas d'expertise, car il
ouvre une voie nouvelle dans la recherche de la
vérité, et il devient indispensable au médecin
ou au dentiste appelés à éclairer la justice dans
des circonstances aussi exceptionnelles que
celles signalées dans la catastrophe du 4 mai
1897. »

« L'auteur de l'ouvrage, notre compatriote,
qui depuis douze ans collabore dans la *Cro-
nica Médico-Quirùrgica*, peut être certain que
nous sommes pleins d'orgueil de l'activité et
l'intelligence déployées dans la confection de
son livre, et qu'en le félicitant nous nous sen-
tons heureux de son succès très mérité. »

Signé : Dʳ E. PAZ.

ESPAGNE

Boletin de Medicina Naval. *Madrid 1898.*

Tirant parti des matériaux et des cas pratiques que son infatigable activité et sa longue expérience lui ont fournis. le savant Dr Amoëdo, médecin-dentiste établi à Paris depuis de longues années, a écrit l'œuvre très remarquable que nous avons sous les yeux, transformant en un livre, et en un livre d'un intérèt extraordinaire. une question qui jusqu'à ce jour constituait tout au plus un chapitre dans les traités de médecine légale, alors qu'elle méritait en réalité, comme le prouve si parfaitement le Dr Amoëdo, tous les honn·urs et toute l'attention que l'on doit aux problèmes les plus transcendants que la science contemporaine est appelée à résoudre.

. . . .

Dans une brillante préface, l'auteur donne une idée de ce qu'il se propose et de la portée de son œuvre, mais écrite avec la modestie qui est le propre du réel mérite, cette préface ne dit pas à quel point le but a été atteint et à quelle hauteur s'est élevé le Dr Amoëdo en rendant son ouvrage indispensable aux médecins et aux avocats, qui auront à le consulter fréquemment dans l'exercice de leurs respectives professions. Tel est du moins notre avis que nous émettons en toute loyauté.

Les magnifiques gravures qui accompagnent le texte — parmi lesquelles on trouve de remarquables radiographies, — les tableaux synoptiques, la bibliographie si détaillée, le minutieux index alphabétique, et les nombreux cas pratiques sur lesquels il s'appuie, font de ce livre une œuvre vraiment moderne, très utile, et qui rendra de précieux services à tous ceux qui l'utiliseront, c'est-à-dire à tous les avocats et médecins qui en apprendront la publication.

Nous félicitons le Dr Amoëdo et nous nous félicitons nous-mêmes que ce soit un de nos compatriotes qui ait obtenu de l'éminent Brouardel la flatteuse autorisation de lui dédier un livre qui met à jour, si brillamment, un riche filon de nouveaux enseignements dans la littérature médicale moderne.

Signé : Dr F. MONTALDO.

La Odontologia. *Madrid, août 1898.*
(Pages 335, 336.)

« Le Dr Amoëdo avait donné maintes preuves de son érudition en collaborant avec une assiduité extraordinaire aux revues professionnelles, et « La Odontologia » a publié plus d'une fois des articles très intéressants de ce distingué professeur. »

« Mais l'ouvrage réellement méritant, celui qui sans aucun doute placera son nom parmi les plus renommés et comme faisant autorité dans la littérature dentaire, est celui qu'il vient de faire paraître sous le titre de L'ART DENTAIRE EN MEDECINE LEGALE. L'auteur, avec un courage prodigieux que montre un labeur sans égal, a collectionné une instructive série d'études et une foule de renseignements du plus grand intérêt. »

« Quoique par son titre l'on puisse croire que cet ouvrage doit seulement s'occuper de ce qui se rattache, plus ou moins, aux études médicolégales, le Dr Amoëdo, pour arriver à ses déductions, a commencé par les plus rudimentaires principes de la science odontologique, les développant d'une façon telle, que son ouvrage peut être considéré, très certainement, comme un vrai livre de texte pour l'étude de l'Anatomie, la Physiologie, la Pathologie, et dans l'application du droit dans l'art dentaire. »

« Tout cela est exposé avec une bonne méthode didactique, et si clairement, que l'élève peut se procurer, sans effort, beaucoup de connaissances du plus grand profit. Un dentiste soucieux de son art doit avoir ce livre pour le consulter souvent et élucider les doutes qui journellement se présentent dans l'exercice de notre profession. »

Signé : Dr Florestan AGUILAR.

ÉTATS-UNIS D'AMÉRIQUE

Medicine *Chicago, octobre 1898.* (Page 841.)

« L'Art Dentaire en Médecine Légale », par le Dr Oscar Amoëdo, de Paris.

Cet ouvrage est une contribution de grande valeur à la jurisprudence d'une certaine spécialité de la Médecine. Il est écrit suivant un plan qui pourrait servir de modèle à certains prétentieux ouvrages sur la médecine légale.

. . . .

Les médecins qui s'occupent d'anthropologie criminelle, de biologie et de médecine légale sauront apprécier la grande valeur et l'intérêt que présente cette œuvre.

. . . .

Ce livre est admirablement imprimé, parfaitement illustré, et très bien relié avec un cuir souple qui constitue un grand avantage dans un ouvrage appelé à être fréquemment consulté.

Signé : Dr E. TALBOT.

The Dental Cosmos. *Philadelphie, novembre 1898.* (Page 974.)

Cet ouvrage est une intéressante collection d'études concernant les dents, leurs rapports avec l'anatomie et la pathologie, et la pratique de l'art dentaire au point de vue *médico-légal*.

. . . .

. . . .

Une partie très originale est celle qui s'occupe des affections dont souffrent les dents dans quelques professions (musiciens, souffleurs de verre, ouvriers travaillant dans des industries chimiques, etc.). L'étude sur les rapports de l'art dentaire avec la médecine légale est très soigneusement traitée et contient de fort intéressants détails. — Le Dr Amoëdo a droit aux remerciements de notre profession pour nous avoir donné, dans un volume très agréable à lire, de précieux renseignements sur l'art dentaire, qu'il n'était pas facile de se procurer.

Items of Interest. *New-York, n° 4, avril 1899.* (Pages 289, 290, 291, 292.)

Cet ouvrage, d'une importance capitale, est certainement la plus exceptionnelle contribution fournie jusqu'à ce jour à la littérature de la profession dentaire. Dans un volume de plus de 600 pages, l'auteur a si admirablement traité son sujet, que nous doutons qu'il puisse jamais être surpassé. Tout auteur d'une œuvre originale a pu apprécier le labeur d'une pareille entreprise, mais quand le sujet est de ceux qui exigent la constante consultation d'autres œuvres, ce labeur augmente considérablement. Pour donner une idée du travail auquel s'est livré le Dr Amoëdo, il suffira de dire que la liste des ouvrages qu'il a consultés prend trente-cinq pages.

. . . .

Ce livre est imprimé sur du beau papier et avec des caractères excellents. Il est relié en cuir souple, ce qui le rend très agréable à manier.

Ce ne serait vraiment pas une mauvaise idée, si l'un de nos éditeurs américains publiait une traduction en anglais. La vente en serait certainement considérable, car nous n'avons rien d'analogue en notre langue.

Le Dr Amoëdo a droit aux remerciements de la profession pour le grand effort qu'il a déployé dans son œuvre, et pour le magnifique résultat qu'il a obtenu.

Signé : Dr R. OTTOLENGUI.

The International Dental Journal. *Philadelphie, février 1899.* (Pages 132, 133.)

L'auteur de ce livre dit dans sa préface

qu'il avait été frappé, il y a longtemps, des intimes et importantes relations qui existent, au point de vue légal et autres, entre les professions de dentiste et de médecin. Après une soigneuse étude de ce sujet et un minutieux examen des diverses œuvres y ayant trait, il fut frappé de ce que les auteurs qui se sont occupés de Médecine légale eussent négligé d'utiliser les précieux éléments que sur cette matière fournissent les dentistes. En vue de remédier à cela, pendant seize années d'une continuelle pratique de l'Art dentaire il avait réuni un grand nombre de renseignements fournis par sa propre expérience et par les écrits des autres, se proposant d'en faire un jour un ensemble digne de cette importante question, lorsqu'une désastreuse catastrophe confirma l'importance de son entreprise.

L'incendie du Bazar de la Charité (4 mai 1897) mit en lumière les importants services rendus par des membres de notre profession qui procédèrent à l'identification des infortunées victimes, et amena le Dr Amoëdo à faire connaître tout de suite ses études sur ce sujet dans une communication présentée au dernier Congrès Médical International de Moscou et au Congrès Dentaire de Paris.

L'importance du sujet exigeait encore plus.

Il fit donc de nouvelles études, procéda à de plus minutieuses recherches et utilisa encore plus complètement les données qu'il avait à sa disposition. Le travail ainsi obtenu se trouve dans l'ouvrage en question.

Il s'occupe d'abord de la nomenclature de l'Anatomie dentaire, suivant de près les idées émises par le Dr Black dans le rapport que sur ce sujet il présenta au Congrès Dentaire de Columbia. Viennent ensuite : l'anatomie dentaire, générale et descriptive ; les anomalies dentaires ; les particularités faciales des dents humaines, et les particularités des mâchoires et des dents chez les idiots, les prostituées, les criminels, les nains et autres dégénérés.

. . . .

. . . .

Sous ce titre : « Le Dentiste-Expert ». il étudie la jurisprudence dentaire en cinq chapitres : 1°, le dentiste-expert; 2°, accidents de l'extraction; 3°, les anesthésiques, généraux et locaux, en chirurgie dentaire; 4°, infections communiquées par le dentiste; 5°, identification des cadavres par le dentiste-expert.

. . . .

. . . .

En traitant chaque sujet, l'auteur s'est efforcé de le présenter au point de vue *dento-médical* ou *dento-légal*, plutôt qu'au point de vue purement légal ou purement dentaire, et c'est là ce qui constitue la réelle valeur de l'ouvrage. En cela il est unique. L'auteur mérite les remerciements de tous ses confrères pour ses patientes et minutieuses recherches. Non seulement il leur a donné un livre utile, mais a facilité la voie à ceux qui auraient à entreprendre le même genre d'études.

FRANCE

Revue Odontologique. *Paris, numéro de juillet 1898. (Page 295.)*

« Nous apprenons avec une grande satisfaction qu'un de nos collègues de l'Ecole, M. Oscar Amoëdo, vient de passer avec grand succès sa thèse pour le doctorat en médecine à la Faculté de Paris. Ce travail important et consciencieux a pour titre : *l'Art dentaire en Médecine légale;* c'est, de l'avis d'un des examinateurs, un véritable traité dont l'auteur a été vivement félicité par le jury; il sera consulté avec fruit par tous ceux qui s'occupent de cette intéressante question et servira à élucider quelques points restés obscurs dans l'identification. Quant aux lésions traumatiques des dents, morsures, contestations diverses à la suite d'opérations dentaires, l'expert-dentiste sera certainement pour la justice un auxiliaire précieux et souvent indispensable, comme le dit justement l'auteur de la thèse qui nous a été remise et qui doit figurer en bonne place dans la bibliothèque de l'École.

Signé : Dr MORA.

L'Odontologie. *Paris, 15 septembre 1898.*
(Pages 219-220.)

« Après avoir pris connaissance de la très remarquable thèse de notre excellent confrère Monsieur le Dr Amoëdo sur l'*Art Dentaire en Médecine légale*, nous ne pouvons que joindre nos félicitations à celles que lui ont adressées Messieurs les Professeurs, membres du jury de la Faculté de Médecine de Paris. »

« Cette thèse qui forme un volume de 600 pages, est très travaillée, très documentée ; l'auteur n'a négligé aucune source d'informations. Nous y avons retrouvé des citations de tous les travaux qui de près ou de loin touchent à l'*Art Dentaire en Médecine légale* depuis dix ans, en France et à l'étranger. »

« Signalons dans le chapitre *Jurisprudence dentaire* deux paragraphes remarquables sur les accidents de l'extraction et les anesthésiques en chirurgie dentaire. »

« En résumé, la thèse de M. le Dr Amoëdo est fort intéressante et doit être entre les mains de tous les dentistes ; c'est désormais le traité classique d'art dentaire au point de vue médico-légal. L'auteur y défend les idées qui ont toujours été les nôtres : dans beaucoup de cas, et surtout dans les cas d'identification des cadavres défigurés et mutilés, le dentiste peut être pour la justice un auxiliaire précieux auquel elle devrait avoir recours, comme nous le proposions lors de l'incendie de l'Opéra-Comique, en 1886, à la Société Odontologique de Paris. »

Signé : Ch. GODON.

Revue de Stomalogie. *Paris, décembre 1898.*
(Pages 358, 359, 360, 361.) PRÉSENTATION DE THÈSE PAR LE Dr JARRE.

« Messieurs,

« J'ai l'honneur de vous présenter la thèse inaugurale de notre confrère M. le Dr Oscar Amoëdo, traitant de *l'Art dentaire en médecine légale.* »

« L'importance considérable de cette question de l'art dentaire en médecine légale a été mise en relief, il y a un peu plus d'un an, lors de la catastrophe du Bazar de la Charité. On se rappelle que dans cette douloureuse circonstance l'identification des cadavres de plusieurs des victimes n'a pu être établie, d'une façon décisive, que grâce aux indications fournies par l'examen de la bouche et tout spécialement par celui de la dentition. M. le Dr Oscar Amoëdo a réuni dans sa thèse toutes les observations d'identification des victimes fournies par l'art dentaire à l'occasion de ce triste événement. Il y a ajouté les faits les plus intéressants et les plus démonstratifs de ceux que la littérature médicale possède, et c'est sur un total de cinquante observations qu'il appuie son intéressant travail. »

Gazette Hebdomadaire de Médecine et de Chirurgie. *Paris, septembre 1898.* (Pages 919-920.)

« Les relations de l'art dentaire et de la médecine légale ont jusqu'ici reçu peu de développement. Dans un travail important et extrêmement consciencieux, M. le Dr Amoëdo a traité cette grande question à fond. »

Revista Latino-Americana. *Paris, numéro du 10 novembre 1898.* (Page 486.)

« Par son fond éminemment scientifique, c'est un livre précieux pour les dentistes, les médecins, les avocats, voire les membres de la magistrature; il ne le sera pas moins pour tous ceux qui affetionnent les belles-lettres et les connaissances utiles de la vie pratique... Le notable ouvrage du Dr Amoëdo a donc une place

toute indiquée dans la bibliothèque des savants
et des hommes intelligents. »

Signé : Francisco DE LA FUENTE RUIZ.

Revue Odontologique. *Paris, décembre 1898.*
(Page 563.)

SOCIÉTÉ ODONTOLOGIQUE DE FRANCE
(Prix spécial.)

« La Société est très heureuse de pouvoir
décerner cette année une médaille de vermeil,
Premier Prix, à M. le Dr Oscar Amoëdo, pour la
thèse inaugurale très remarquable qu'il a soute-
nue récemment devant la Faculté de Médecine
de Paris. »

Bulletin Médical. *Paris, 11 décembre 1898.*

L'ART DENTAIRE EN MÉDECINE LÉGALE.

« Le docteur Amoëdo, professeur à l'Ecole
odontotechnique de Paris, persuadé que l'art
dentaire est appelé à rendre de nombreux et
importants services à la médecine légale, a écrit
un traité complet sur la matière. C'est le premier ouvrage paru sur ce sujet spécial. »
« L'auteur commence par une étude approfondie de l'anatomie dentaire, convaincu que
cette étude est indispensable pour mener à bien
toute expertise médico-légale concernant les
dents. Puis il étudie les variations du système
dentaire dans les différentes races humaines et
aussi celles que présentent certaines classes de
dégénérés : criminels, idiots, prostituées, nains. »
« Les dents en rapport avec la pathologie générale, la carie dentaire, l'érosion dentaire, les
lésions traumatiques, les morsures, les usures,
la résistance des dents après la mort, la notation dentaire, constituent une suite de chapitres
du plus haut intérêt traités avec un soin tout
particulier. »
« Après la théorie de l'odontologie au point
de vue médico-légal, l'auteur en vient à l'application. »
« Dans un chapitre intitulé : « Jurisprudence

dentaire », il étudie successivement : Le dentiste expert. — Les accidents de l'extraction. — Les anesthésiques en chirurgie dentaire. — Les infections communiquées par le dentiste. — Enfin l'identification des cadavres par le dentiste expert. »

« Une série de cinquante-deux observations des plus intéressantes, dans lesquelles les dents ont été l'unique moyen d'établir l'identité ou la non-identité des restes des cadavres, constitue une partie des plus curieuses de cet ouvrage. »

« Parmi ces observations, nous citerons celles de la duchesse d'Alençon et des autres victimes du bazar de la Charité, du prince impérial, de Napoléon Ier, du marquis de Morès, Louis XVII, Gouffé, Templier, etc. »

« Une riche bibliographie et un index alphabétique terminent le livre. »

« Malgré son fond éminemment scientifique qui le rend précieux aux dentistes, aux médecins, aux avocats, ce livre écrit dans une langue claire et rapide, a sa place marquée dans la bibliothèque de tous. »

Bulletin de l'Académie de Médecine.
Paris. Séance du 27 décembre 1898 (Page 711.)

« M. le Dr Brouardel : J'ai l'honneur de déposer, au nom de M. le Dr Oscar Amoëdo, un ouvrage très intéressant sur *l'Art dentaire en médecine légale*, pour le prochain concours du Prix Magitot. »

Une notice bibliographique a été également publiée dans les journaux suivants :
Gazette du Palais, 8 novembre 1898.
Gazette des Tribunaux, 25 novembre 1898.
La Loi, 16 décembre 1898.
Le XIXe Siècle, 16 mars 1899.

Le Figaro, *23 mars 1900.*

MM. les assassins ont souvent mis en pratique le célèbre précepte d'Avinain : « N'avouez jamais ! »

Avec les progrès de la science que ces messieurs, eux aussi, ont appris à connaître — té-
moins certains anarchistes fameux et le trop
pharmacien Pel qui luttaient pied à pied avec
les représentants de la médecine légale — il est
facile, quelquefois, de jeter le doute dans l'esprit des jurés.

Mais les découvertes scientifiques arrivent —
en fin de compte — à réduire au silence ceux
qui veulent échapper à leurs crimes, en même
temps qu'elles servent les intérêts de l'huma-
nité.

C'est pour donner encore plus d'autorité à
ces découvertes que M. Brouardel a présenté
récemment à l'Académie de médecine le savant
ouvrage que le docteur Amoëdo lui a dédié :
l'*Art dentaire en médecine légale*. Le docteur
Amoëdo n'est pas seulement le praticien mer-
veilleux que tout le monde connaît. il est aussi
le travailleur acharné que les professeurs de
notre École — Poirier, Pinard, Potain, Grancher,
Duplay, Tillaux et Brouardel lui-même — ont
vu attentif à leurs leçous, accumulant avec zèle
les matériaux de son œuvre.

Frappé depuis longtemps des relations de l'art
dentaire avec la médecine légale, le docteur
Amoëdo s'est donné la difficile mission de faire
une revue d'ensemble de cette importante question, fort négligée avant lui.

Il a recueilli les observations les plus curieuses, assemblé les faits les plus probants, et
montré, avec une clarté que de uombreux des-
sins rendent absolument décisive, le parti que
l'expertise peut tirer du dentiste, lorsque celui-
ci est un homme consciencieux et sûr. Rien de
plus intéressant, même pour les profanes, que
certains chapitres de ce beau livre.

. . . .

Il faut être reconnaissant au docteur Amoëdo
d'avoir écrit son livre plein de faits, de documents, et qui s'adresse non seulement aux savants, aux médecins, aux sociologues, mais au
grand public qui aime à étudier, savoir et...
penser.

Signé : Paul DE MONTIGNY.

Archives de thérapeutique. *Paris, mars 1900.* (Page 64).

Frappé par les relations de l'art dentaire et de la médecine légale, l'auteur entreprit des recherches longues et minutieuses sur cette intéressante question et ne recula devant aucun obstacle pour mener à bien son œuvre.

Après avoir établi les données fournies par le *développement, l'anatomie, la pathologie dentaire,* il essaya de faire une synthèse en montrant *l'expert-dentiste* à l'œuvre et surtout en établissant la *nécessité de sa nomination dans certaines expertises.*

Cet intéressant ouvrage sort donc du cadre ordinaire des études odontologiques.

Il a sa place aussi bien indiquée dans la bibliothèque du médecin-praticien et du médecin-expert que de l'anatomiste et de l'anthropologiste, et nous ne pouvons que féliciter M. Amoëdo de la forme agréable sous laquelle il a su présenter une question d'apparence aussi aride que l'*l'Art dentaire en médecine légale.*

Signé : Dr Edmond VIDAL.

ITALIE

Supplemento al Policlinico. *Rome, 7 janvier 1899.* (Page 318.)

« L'Art Dentaire en Médecine Légale. » C'est le titre d'un volume de 600 pages avec 70 gravures, dans lequel le Dr Oscar Amoëdo, de Paris, fait une étude complète des dents et des maladies de la bouche qu'un dentiste-expert peut-être appelé à examiner.

Après une exacte et longue exposition du développement, de la conformation et de la distribution des dents, l'auteur parle de l'influence de la dentition sur les os maxillaires. Il étudie ensuite les différences que présentent les dents dans les deux sexes et dans les diverses races, s'occupant brièvement des dents des idiots, des prostituées, des criminels, etc.

Il fait ensuite une longue exposition de l'influence que peuvent avoir sur les dents quelques maladies générales, s'étendant même sur les complications des affections dentaires. Un chapitre très intéressant est celui des lésions professionnelles et traumatiques et des altérations amenées par l'emploi d'agents chimiques.

L'auteur termine son ouvrage par un chapitre de jurisprudence dentaire, après s'être occupé des lésions traumatiques que les dents peuvent déterminer dans les tissus mous de l'homme.

Dans ce chapitre de jurisprudence dentaire, le Dr Amoëdo établit comment doit agir un dentiste-expert quand il est appelé à juger le travail d'un confrère ou à identifier des cadavres.

Signé : Prof. PIERGILI.

Giornale di Corrispondenza pei Dentisti. *Milan, octobre 1898.* L'ART DENTAIRE EN MÉDECINE LÉGALE.

Ce livre dont le besoin se faisait sentir pour le médecin-légiste, le praticien et le jurisconsulte, est enrichi de renseignements extraits d'un grand nombre d'auteurs français, allemands, italiens, anglais et américains; les recherches du professeur Amoëdo ne se limitent pas à des extraits des diverses publications parues jusqu'à ce jour sur les questions de médecine légale, et l'auteur a réuni un grand nombre de renseignements fournis par tous les confrères qu'il lui a été possible de consulter.

. . . .
. . . .

Nous ne pouvons que féliciter l'auteur de cette œuvre si bien composée et exciter nos confrères à la lire; ils y trouveront certainement beaucoup à apprendre.

Signé : Dr A. COULLIAUX.

Une notice bibliographique a été également publiée dans :
La Voce Publica, Naples, 21 décembre 1898
— *La Lotta*, Naples, 21 décembre 1898.

MEXIQUE

Revista Dental Mexicana. *Mexico, février 1899*. (Pages 154, 155, 156.)

Le remarquable livre du Dr Oscar Amoëdo aura une place privilégiée dans la bibliothèque de tout homme intelligent, et nous n'hésitons pas à le recommander, car c'est le premier ouvrage de ce genre qui a été publié jusqu'ici. —
....
Nous ne terminerons pas cette courte notice sans adresser au Dr Amoëdo nos plus cordiales félicitations pour son important travail.

Signé : Dr C.-A. YOUNG.

RUSSIE

Le Messager Odontologique de Saint-Pétersbourg. *Février 1899*. (Pages 127, 128).

....
Bien que cet ouvrage soit très scientifique et d'une grande valeur pour les chirurgiens, les médecins et les jurisconsultes, la lecture en est facile grâce au style simple avec lequel il est écrit. Il aura sa place, certainement, dans la bibliothèque de tous ceux qui ont à s'occuper de médecine légale.

Signé : A.-P. LINITZIN.

SUÈDE

Odontologiste Tidskrift, *Stockholm, 1898* (Pages 220, 221.)

« L'ART DENTAIRE EN MÉDECINE LÉGALE. Sous ce titre, le Dr Amëodo, personnellement connu des membres du Congrès de Stockolm de 1897, auquel il prit part d'une manière si active, a publié un grand ouvrage accueilli avec un vif intérêt. »

....

....

« Le livre et du plus grand intérêt, et fort instructif. Le style de l'auteur est simple et clair, ses observations souvent frappantes. Plusieurs sujets qui en ces derniers temps ont attiré l'attention du monde odontologique sont traités dans cet ouvrage, et nous conseillons à tout dentiste soucieux de son art de se le procurer. »

Signé: Dr Ernst SJOBERT.

SUISSE

Revue trimestrielle Suisse d'Odontologie.
Genève, octobre 1898. VIII vol. (Page 290.)

Ce magnifique volume de plus de 600 pages est un exposé complet des relations de *l'art dentaire et de la médecine légale.* »

....

....

Ce livre irréprochable, illustré de nombreuses planches, destiné aux médecins, aux chirurgiens dentistes et à l'étudiant, rendra les plus grands services par la façon magistrale et claire dont il est traité, par les renseignements précis et utiles qu'il fournit.

Merci à M. le Professeur Dr Amoëdo. »

Signé : Prof. Dr C. REDARD.

DU MÊME AUTEUR :

— *Etude sur la pathogénie des abcès du sinus maxillaire* (1888) ;

— *Nouveau manuel opératoire pour la quelloplastie de la lèvre inférieure* (1889) ;

— *Etude sur le chlorhydrate de cocaïne* (1889) ;

— *Les dents mortes et obturation immédiate de leurs racines* (1889) ;

— *L'action physiologique et thérapeutique de la cocaïne et critique des observations publiées sur ce sujet* (1890) ;

— *Précautions à prendre pour éviter les accidents généraux dans l'emploi de la cocaïne* (1892) ;

— *L'aristol comme succédané de l'iodoforme dans le traitement des dents mortes* (1893) ;

— *Des implantations dentaires* (1891) ;

— *L'Europhen, nouveau succédané de l'iodoforme* (1891) ;

— *Du chlorure d'éthyle comme anesthésique local* (1892) ;

— *Implantation des dents décalcifiées* (1894) ;

— *Etude sur la correction du Prognatisme* (1895) ;

— *Du mode de consolidation des dents implantées* (1895) ;

— *Sur la Prothèse immédiate du maxillaire inférieur* (1895) ;

— *Contribution à l'étude de l'implantation des dents* (1896) ;

— *Le rôle des dentistes dans l'identification des victimes du Bazar de la Charité* (1897) ;

— *Traitement immédiat des dents mortes* (1896) ;

— *Résultats éloignés des implantations dentaires* (1897) ;

— *Notation et registre dentaires* (1897);

— *De l'expertise médico-légale dans les cas d'infection post-opératoire* (1898) ;

— *Sur l'orthopédie dentaire* (1898) ;

— *Sur les qualités du dentiste-expert* (1898) ;

— *Sur la radiographie en art dentaire* (1898).

— *Identification of bodies by the expert-dentist* (1898).

— *Etude sur l'étiologie de l'érosion dentaire* (1899) :

— Chapitre sur l'*Anatomie des dents*, dans le traité d'Anatomie humaine du professeur Poirier (1900 ;

— *Tratado de Anatomia dentaria*, ouvrage couronné en 1899 au Congrès dentaire de Barcelone (1ᵉ prix), (sous presse).

— *Protesis dentaria. Trabajos de puentes.* Couronné au Congrès dentaire de Barcelone de 1899 (sous presse).

— *Protesis dentaria. Estudio sobre la articulacion de las dentaduras artificiales, segun las leyes anatomicas y fisiologicas que rigen la articulacion temporo-maxilar y la articulacion de las arcadas dentarias* (sous presse).

— *Traité complet de prothèse dentaire* (en préparation).